新疆生产建设兵团第九师畜牧水产发展服务中心宣

人畜共患病科普图册
——"布病"防控知识

—— ● 徐晶晶 等 编著 ● ——

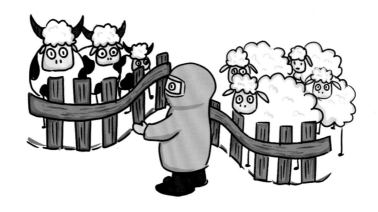

中国农业科学技术出版社

图书在版编目（CIP）数据

人畜共患病科普图册："布病"防控知识 / 徐晶晶等
编著. --北京：中国农业科学技术出版社，2024.1（2024.12 重印）
ISBN 978-7-5116-6640-6

Ⅰ. ①人… Ⅱ. ①徐… Ⅲ. ①布鲁氏菌病－防治
Ⅳ. ①R516.7

中国国家版本馆CIP数据核字（2024）第 014855 号

责任编辑	崔改泵
责任校对	李向荣
责任印制	姜义伟　王思文
出 版 者	中国农业科学技术出版社
	北京市中关村南大街 12 号　　邮编：100081
电　　话	（010）82109194（编辑室）　（010）82109702（发行部）
	（010）82109709（读者服务部）
网　　址	https：// castp.caas.cn
经 销 者	各地新华书店
印 刷 者	北京中科印刷有限公司
开　　本	148 mm × 185 mm　1/32
印刷数量	5 301 ~ 5 800 册
印　　张	3.375
字　　数	60 千字
版　　次	2024 年 1 月第 1 版　　2024 年 12 月第 3 次印刷
定　　价	25.00 元

◆────◀ 版权所有·侵权必究 ▶────◆

《人畜共患病科普图册——"布病"防控知识》

编委会

主 编 著：徐晶晶

副主编著：袁立岗

编著人员：蒲敬伟　刘金玲　石　琴　李　岩

　　　　　柳　炜　沙力塔娜提

审　　校：张　力　张　旭　赵化芳

资助项目

新疆生产建设兵团第十二师重点领域科技攻关项目《师域内奶牛规模化养殖主要细菌病病原监测及噬菌体防治技术研究》（SRS2022013）；

新疆生产建设兵团第十二师科技发展专项《牛羊杂交改良新品种、新技术示范与应用》（SR202119）；

兵团英才支持计划骨干人才项目和青年项目。

前 言

PREFACE

布鲁氏菌病简称"布病"，是一种人畜共患传染病。人间布病的传染源主要是感染动物，传播途径是通过接触畜产品及感染动物污染的环境而被传染。因此，从源头上消灭布病感染畜、控制布病传播的途径、养成良好的卫生习惯，是预防布病流行的有效途径。

近年来，随着畜间和人间布病感染率的升高，"人病兽防，关口前移"，国家及时出台了《畜间布鲁氏菌病防控五年行动方案（2022—2026年）》。为了落实该方案，普及布病预防知识，提高全民布病防控技术水平，新疆生产建设兵团第十二师畜牧兽医工作站、新疆生产建设兵团畜牧兽医工作总站共同组织编写了《人畜共患病科普图册——"布病"防控知识》，书中介绍了人畜布病传染的途径、发病症状、畜间布病防治的免疫、检疫技术及防治措施，特别介绍了人预防布病的健康生活习惯，面向广大养殖户、专业技术人员以及普通群众，言简意赅、图文并茂、通俗易懂，是普及布病防控知识的科普宣传图书。由于编著者写作水平所限，书中难免会出现一些不足之处，望广大读者批评指正。

编著者

2023年10月10日

目 录

CONTENTS

一、"布病"的概念

"布病"全称布鲁氏菌病，是由布鲁氏菌引起的一种人畜共患传染病。

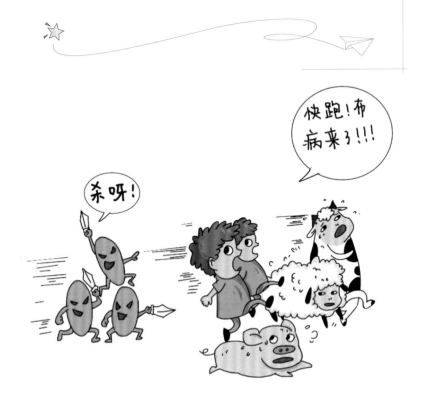

18世纪由英国军医布鲁氏发现，所以叫布鲁氏菌病。

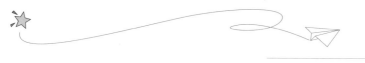

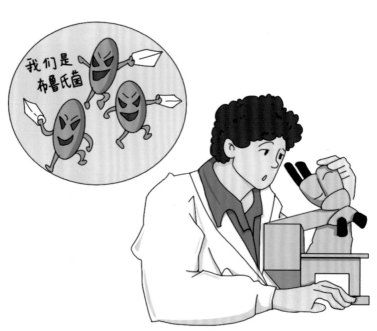

该病可侵害牛、羊、猪、鹿、骆驼、狗等动物和人。

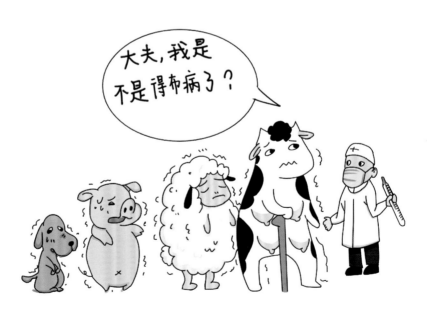

也可感染人，人的布病民间俗称"懒汉病""蔫巴病""千日病"。

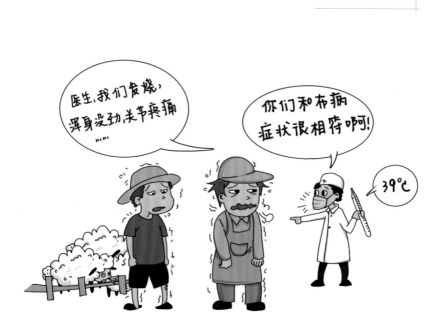

我国农业农村部将其列为二类动物疫病，国家卫生健康委员会将其列为乙类传染病。

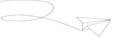

中华人民共和国
动物防疫法

法律出版社

中华人民共和国农业农村部公告

第573号

根据《中华人民共和国动物防疫法》有关规定，我部对原《一、二、三类动物疫病病种名录》进行了修订，现予发布，自发布之日起施行。2008年发布的中华人民共和国农业部公告第1125号、2011年发布的中华人民共和国农业部公告第1663号、2013年发布的中华人民共和国农业部公告第1950号同时废止。

特此公告。

附件：一、二、三类动物疫病病种名录

农业农村部
2022年6月23日

中华人民共和国
传染病防治法

法律出版社

一、二、三类动物疫病病种名录

一类动物疫病（11种）

口蹄疫、猪水疱病、非洲猪瘟、尼帕病毒性脑炎、非洲马瘟、牛海绵状脑病、牛瘟、牛传染性胸膜肺炎、痒病、小反刍兽疫、高致病性禽流感

二类动物疫病（37种）

多种动物共患病（7种）：狂犬病、布鲁氏菌病、炭疽、蓝舌病、日本脑炎、棘球蚴病、日本血吸虫病

......

布病所造成的危害是多方面的，既影响人的身体健康，又影响畜牧业发展，并可造成严重的经济损失。

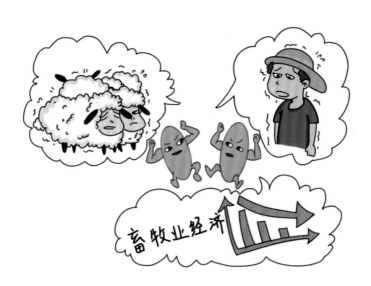

二、布鲁氏菌的病原特点

　　布鲁氏菌对光、热、常用化学消毒剂等均很敏感，紫外线照射20分钟、湿热60℃ 30分钟、3%的漂白粉澄清液数分钟就可将其杀灭。

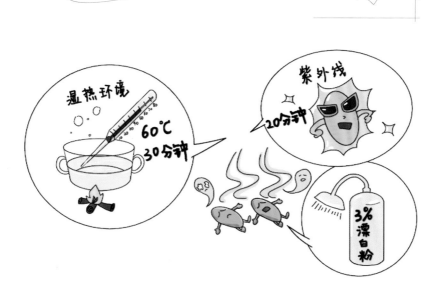

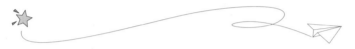

布鲁氏菌在外界环境中的生存能力较强，在干燥土壤、皮毛和乳类食品中可生存数周到数月，在水中可生存5日至4个月。

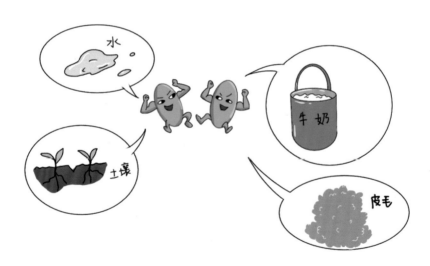

三、易感动物

人和多种动物对布鲁氏菌易感。在家畜中，羊、牛、猪的易感性最强，且可由羊、牛、猪传染给人或其他家畜。

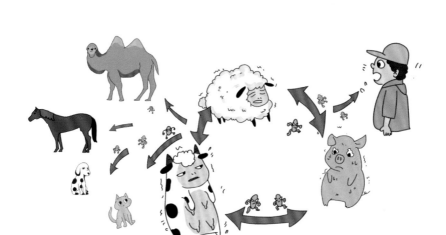

四、动物感染后的主要症状

动物感染布病后会导致母畜流产、不孕、胎盘滞留、死胎或弱胎，公畜睾丸炎、附睾炎、关节炎等，影响家畜繁育能力。

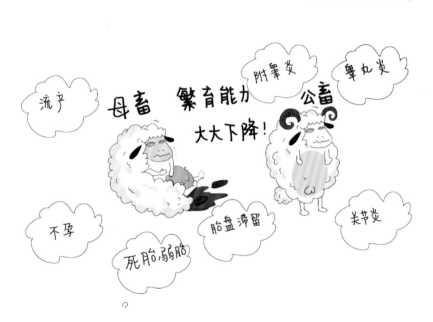

五、人感染后的主要症状

人感染布病后，临床主要表现为发热（波状热）、多汗、头痛、发冷、关节疼痛、疲乏无力、单侧性睾丸炎、局部淋巴结肿大、肝脾肿大疼痛等，严重者丧失劳动能力，孕妇可引起流产。

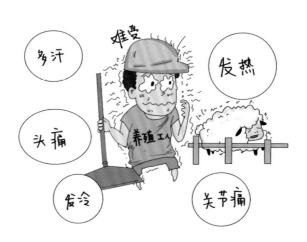

六、流行特点

布病多呈地方性流行，一年四季均可发生，但在家畜产羔（犊）季节多发。

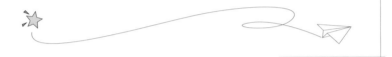

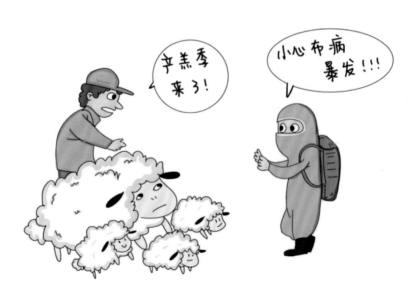

　　母畜比公畜发病多，在母畜中，感染后第一次妊娠母畜发病较多。

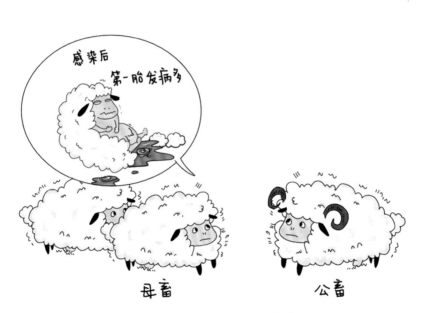

母畜比公畜发病多

成年畜比幼畜发病多。

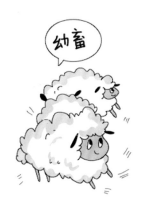

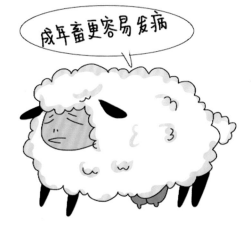

牧区发病率高于农区,农区发病率高于城市。

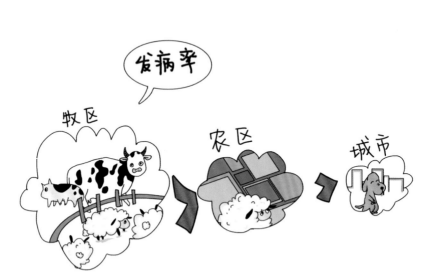

感染畜可通过排泄、流产、泌乳等方式排菌。

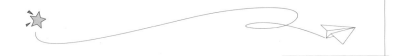

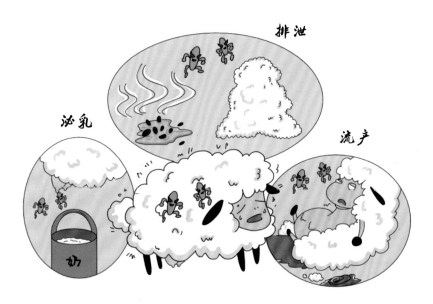

七、动物与人的交叉感染

布病主要传染源是患布病的家畜以及患布病的啮齿类动物，如羊、牛、猪、鹿、马、骆驼、狗、鼠、家兔、猫等。主要是由患了布病的羊、牛、猪等家畜传染给人，人与人之间一般不会传染。

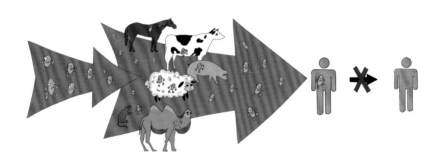

八、布病感染的高危人群

主要是职业人群，如兽医、放牧员、饲养员、挤奶工、屠宰工、皮毛乳肉加工人员，有一定的职业性，患病率取决于与牛羊及其产品的接触机会。养牛、养羊的人易患此病。

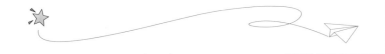

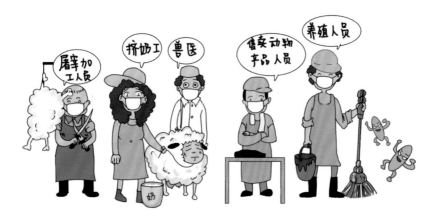

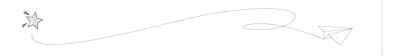

普通人接触患病动物或食用带菌动物产品也有可能感染该病。

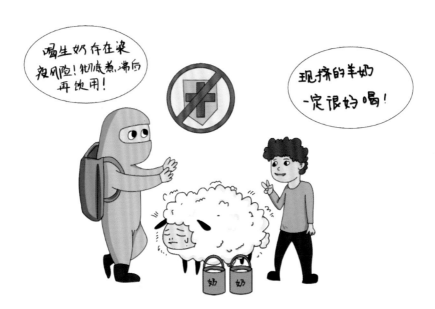

九、布病传播的主要途径

1. 经皮肤黏膜接触传染

直接接触病畜或其排泄物、阴道分泌物、流产物，或在饲养、挤奶、剪毛，屠宰以及加工皮、毛、肉等过程中没有注意防护。

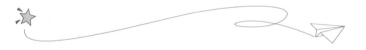

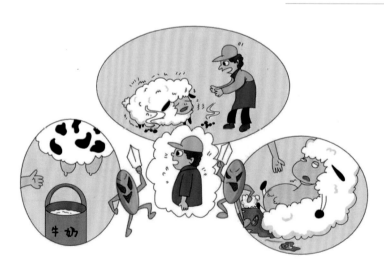

也可经皮肤伤口或眼结膜而受染。

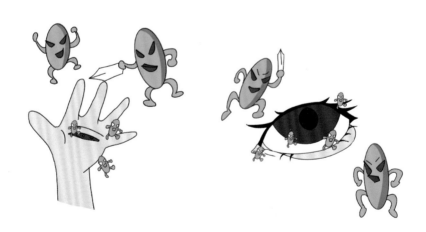

　　　　还可通过间接接触病畜污染的环境及物品
而受染。

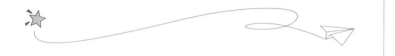

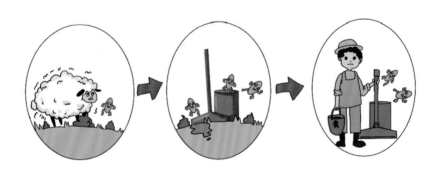

2. 经消化道传染

食用被病菌污染的食品、水，或食用生乳
以及未熟的肉、内脏而受染。

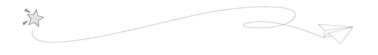

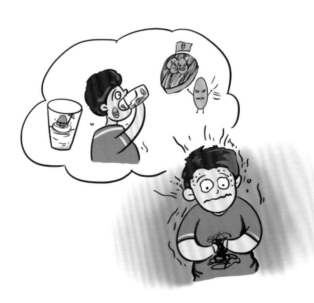

3. 经呼吸道传染

病菌污染环境后形成气溶胶，可发生呼吸道感染。

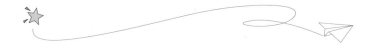

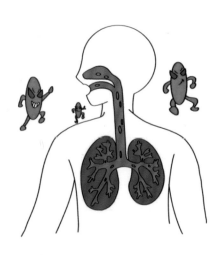

※以上三种传播途径在流行区可两种或三种途径同时发生。

4. 其他媒介传播

如苍蝇携带、蜱叮咬也可传播布病。

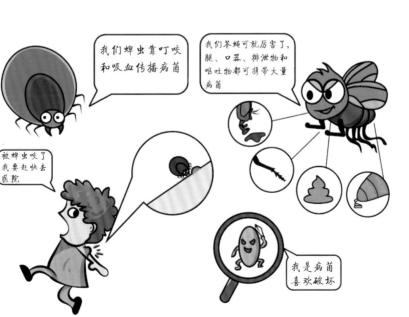

十、畜间布病预防措施

1.病畜及病害物及时进行无害化处理

对布病病死畜及其流产胎儿、胎衣、排泄物、生乳等采取深埋发酵或焚烧处理。

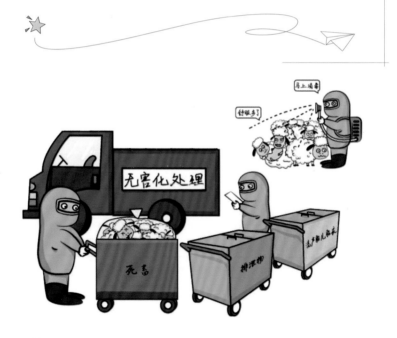

2. 免疫接种

目前，国家对动物布病免疫工作实行备案制度。每年农业农村部将确定并公开免疫县、免疫奶牛场名单。常用疫苗有：

①牛用疫苗：布鲁氏菌活疫苗（A19株）、布鲁氏菌基因缺失活疫苗（A19-ΔVirB12株），一般牛3～6月龄即可免疫，免疫方式有皮下注射、结膜点眼。免疫保护期为6年。

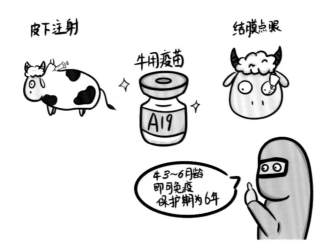

②M5号疫苗：用于羊的布病预防，一般在3～5月龄即可免疫，免疫方式有皮下注射、结膜点眼。免疫保护期为3年。

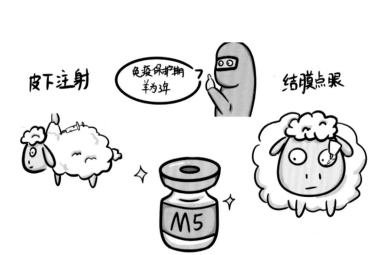

③S2号疫苗：用于羊、猪和牛的布病预防。各种年龄畜均可接种，免疫方式有皮下注射、肌内注射、结膜点眼、口服和饮水等多种方式。

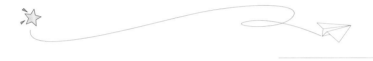

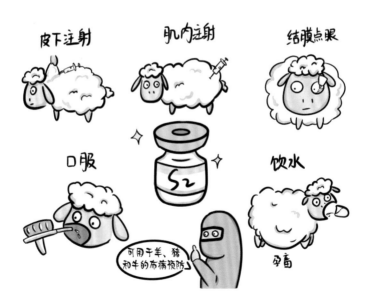

皮下注射　　肌内注射　　结膜点眼

口服

S2

可用于羊、猪和牛的布病预防

饮水

幼畜

④其他疫苗：如REV-1株可用于羊布病免疫预防；BA0711株可用于牛、羊布病免疫预防，是针对当前布病防控需要由我国自主研发的新一代布病疫苗。

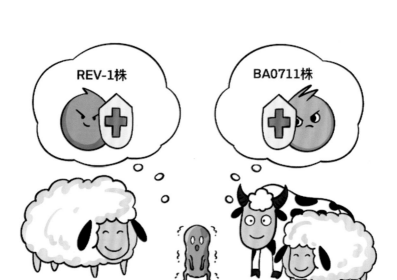

⑤接种禁忌:

种公畜及奶畜禁止免疫。

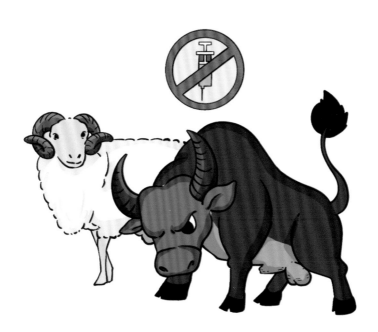

3月龄内羔羊、奶山羊禁止免疫接种。

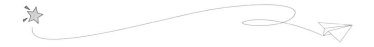

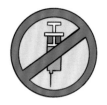

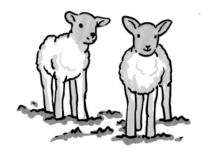

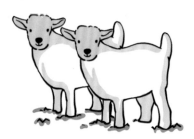

育肥牛羊在出栏前2个月内禁止免疫。

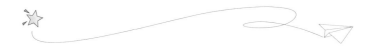

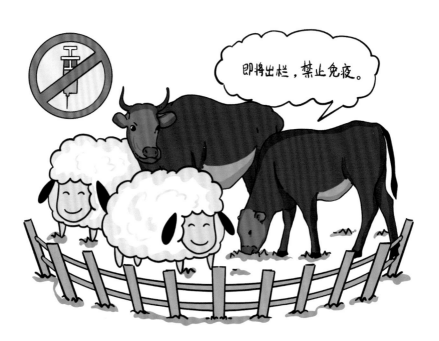

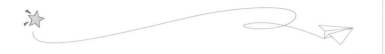

3月龄内犊牛、调运牛不免疫。

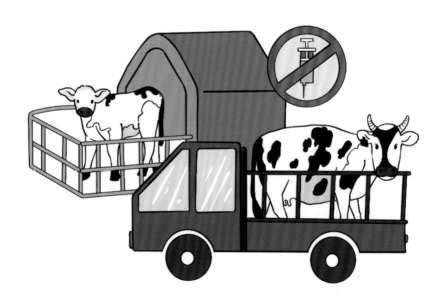

孕畜（牛、羊）禁止使用A19、M5号疫苗。

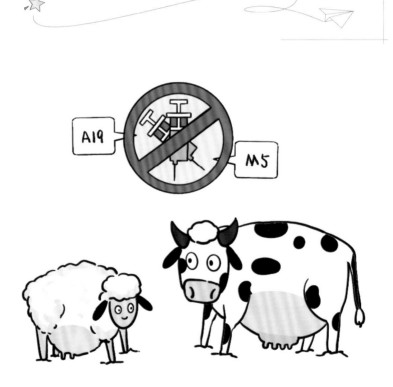

3.检疫净化

①检疫对象：牛、羊。

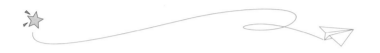

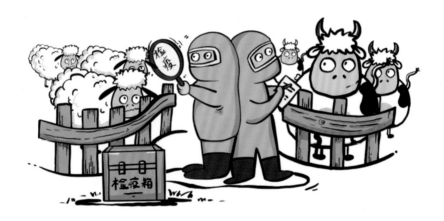

②检疫次数：种畜、奶畜一年两次。

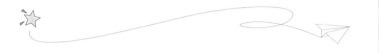

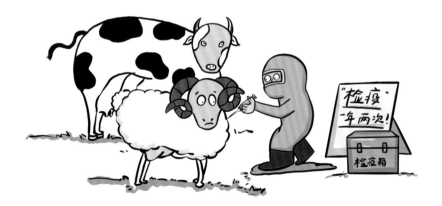

商品畜出栏前实施检疫，进购前实施隔离和检疫。

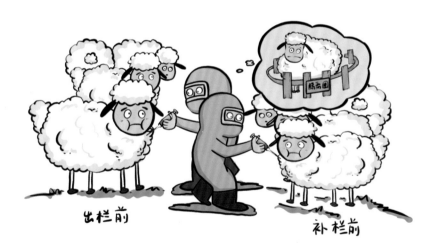

③检疫方法：虎红平板凝集试验是检测布鲁氏菌抗体最常用的方法，也是重要的布病检测方法，能够快速诊断动物布病。

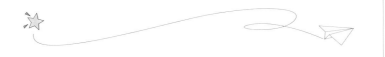

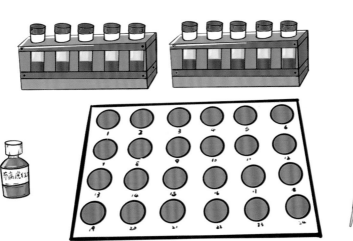

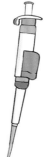

虎红抗原能够与血清样本中的布鲁氏菌抗体结合，产生凝集现象，从而完成布病检测。

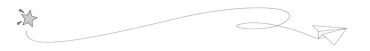

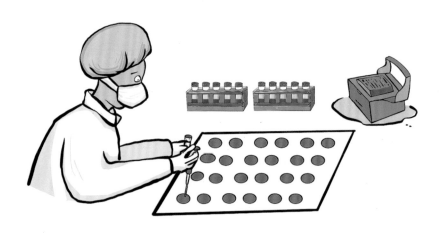

④判定标准：将等量血清样本和虎红抗原充分混匀一段时间后，若出现沙粒状凝集者则判为阳性。

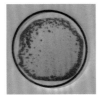
++++：强阳性，出现大的凝集片或颗粒，液体透明清亮

+++：阳性，有明显的凝集颗粒，液体几乎完全透明

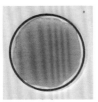
++：弱阳性，有较明显的凝集颗粒，液体稍透明

+：弱阳性，稍能见到凝集，液体混浊

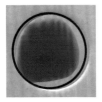
－：阴性，无凝集，液体呈均匀粉红色

⑤**阳性畜处理**：对发病和监测阳性动物进行扑杀，并且对扑杀动物及其流产物、排泄物、乳、乳制品等进行无害化处理。

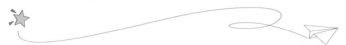

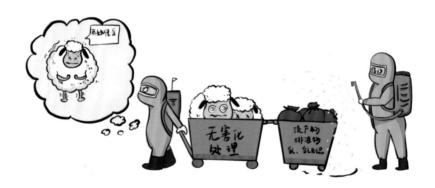

养殖户不能擅自处理病畜，禁止私自屠宰和贩卖，以防因处理不当，引起病原菌扩散。

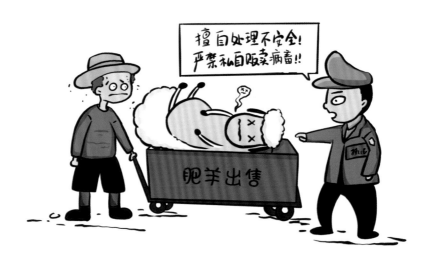

4. 消毒

① 发现家畜感染布病时的消毒：

对于病畜、阳性畜污染的场所、用具、物品要严格进行消毒。

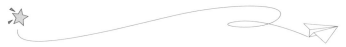

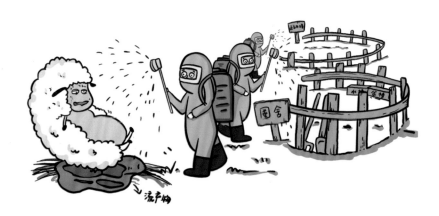

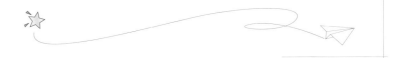

饲养场的金属设施、设备可用火焰消毒。

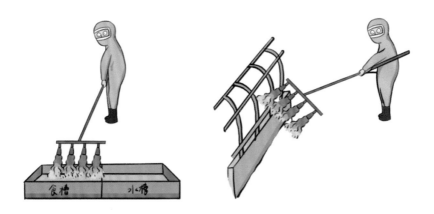

圈舍采用密闭熏蒸消毒。

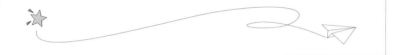

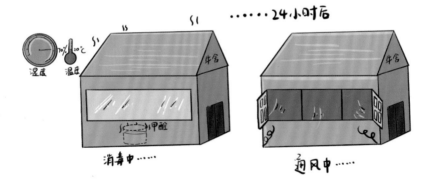

湿度 温度

甲醛

消毒中……

……24小时后

通风中……

场地、车辆可选用3%氢氧化钠溶液、10%漂白粉等消毒剂消毒。

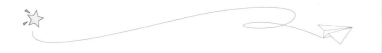

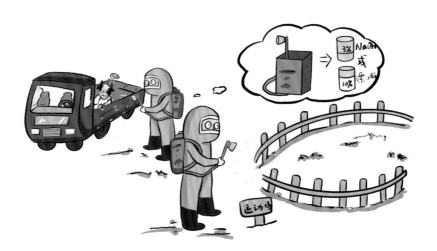

饲料、垫料可深埋发酵或焚烧处理，粪便可堆积密封发酵消毒。

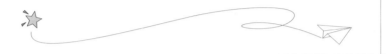

饲料、垫料焚烧

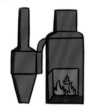

粪便密封发酵处理

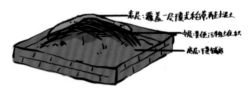

表层：覆盖一层稻麦秸草再填埋土
中层：粪便污物堆积
底层：垫铺秸草

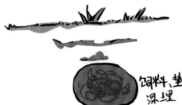

饲料、垫料深埋

皮毛用环氧乙烷、福尔马林熏蒸消毒。

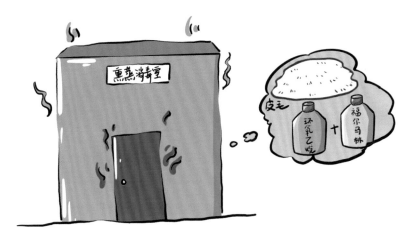

②日常预防性消毒：

养殖场门口设置消毒通道或消毒池并确保消毒液的有效性。

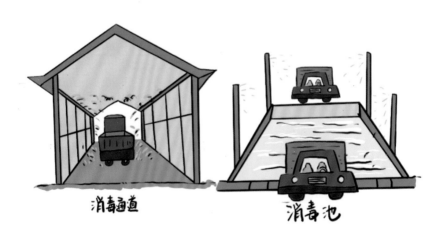

消毒通道　　　　　消毒池

圈舍、挤奶厅、运动场和周边环境定期进行喷雾消毒。

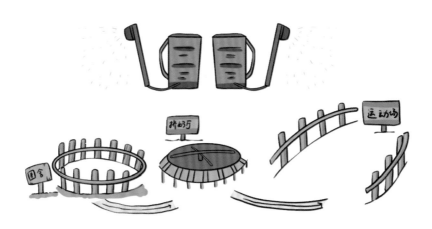

产房在动物生产前后定期喷雾消毒。

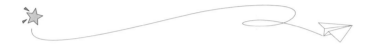

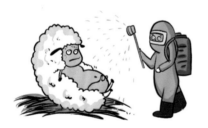

生产前

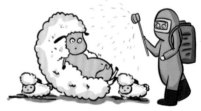

生产后

诊疗器械、配种器械等用具可用消毒液浸泡或者高压蒸汽消毒。

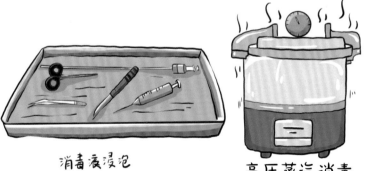

消毒液浸泡

高压蒸汽消毒

牲畜粪便发酵后使用。

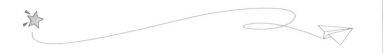

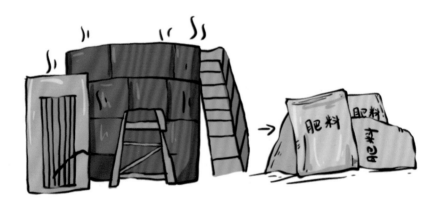

病死动物和流产物等焚烧或者深埋。

布鲁氏菌对不同消毒剂的耐受情况详见表1。

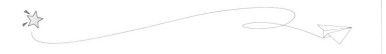

表1　布鲁氏菌对不同消毒剂耐受情况比较

药品名称	浓度（%）	布鲁氏菌灭活时间
新洁尔灭	0.1	30秒
石炭酸	1~2	1~5分钟
来苏尔	3	1分钟以内
氢氧化钠	2	3分钟
漂白粉	0.2~2.5	2分钟以内
酒精	75	1分钟
聚维酮碘	0.1	1分钟
复方亚氯酸钠	0.1	1分钟
高锰酸钾	0.1~0.2	7~15分钟
福尔马林	0.2	20分钟以上
肥皂水	2	20分钟以上

十一、职业人群生物安全与防护

1.饲养员

严禁人畜混居，人畜饮水分开。

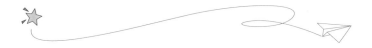

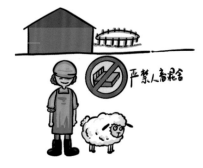

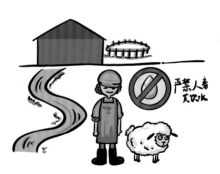

　　圈舍要经常清扫、消毒且注意个人卫生，勤洗手、消毒。进入圈舍应佩戴口罩，防止布鲁氏菌以气溶胶的形式经呼吸道感染，同时更换专门的工作服、佩戴帽子手套、穿胶鞋，出圈后及时更换。

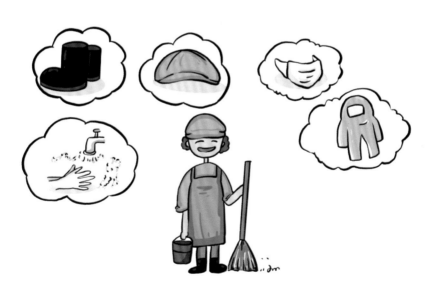

严禁在工作场所吸烟、吃零食、喝水、接打手机。每次工作结束后要对手、脸等可能被污染的部位进行清洗、消毒。

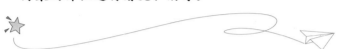

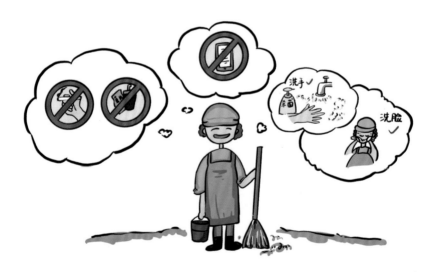

2.接羔（犊）员

接羔（犊）员在接羔（犊）助产时，特别是处理流产胎儿、死羔（犊）时，必须做好个人防护，除备有工作服、帽子、口罩和胶鞋外，必须戴乳胶手套，备有接羔（犊）袋和消毒液。

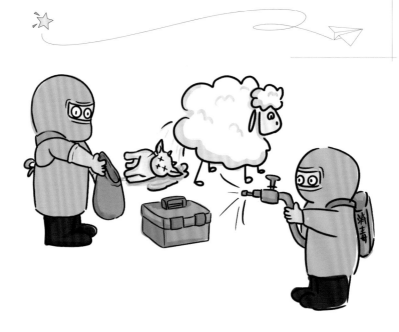

严禁赤手抓拿流产物。接产后应立即清洗消毒。

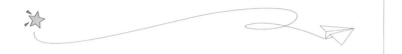

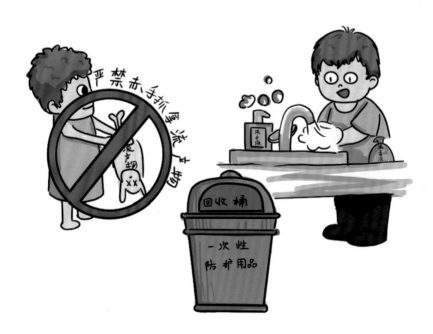

禁止随意丢弃家畜的流产胎儿、胎盘、胎衣或死胎等，应将其作焚烧或深埋处理，严格做好环境和物品消毒。

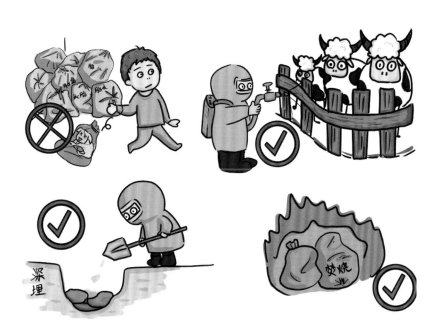

不得食用流产胎羔（犊）或作其他用途（如作为原料进行加工、销售），禁止用死羔（犊）饲喂其他动物（如犬、猫）。

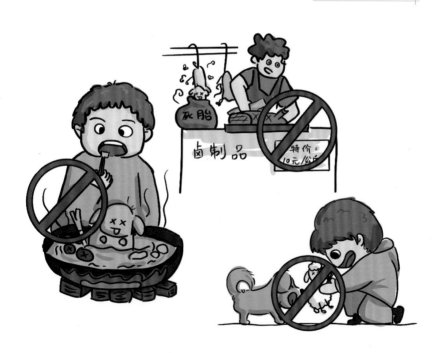

3. 屠宰工

屠宰工在工作时要穿工作服、防水橡皮围裙和胶鞋，戴橡胶手套、帽子和口罩，必要时要佩戴护目镜。

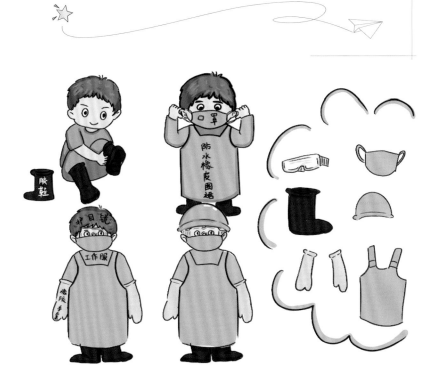

离开工作车间要做好个人清洗、消毒。

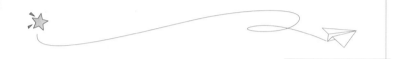

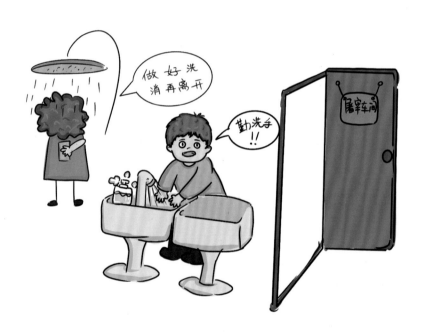

屠宰场、畜产品加工厂地面应硬化处理，并每日进行清扫和消毒，及时处理污水、污物和下脚料等，做好屠宰工作车间的通风处理。

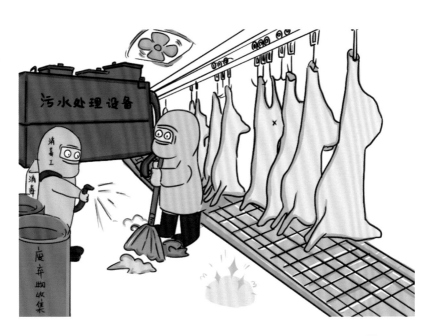

4. 皮毛工

剪毛收购、保管、搬运和加工皮毛的人员，应做好个人防护，不要赤手接触皮毛，处理皮毛时要戴口罩；工作后应洗手、洗脸和洗澡，工作场地应及时清扫、消毒，同时要保障良好的通风环境。

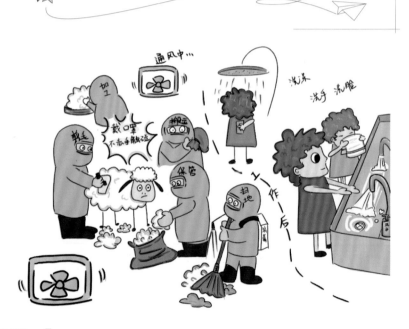

如工作时受伤，应及时处理伤口。

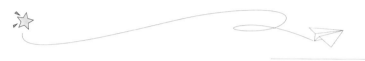

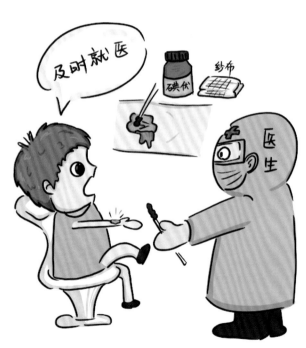

5. 清粪工

应做好必要的防护并及时清理粪便、污物等，定期进行消毒。

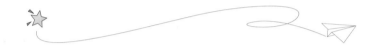

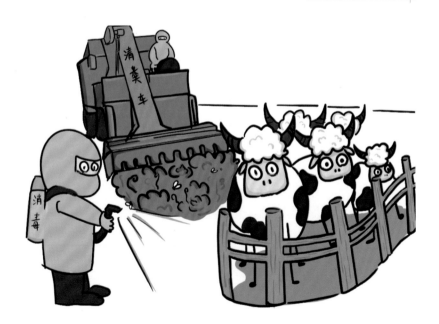

及时将家畜粪便运到化粪池或远离水源的地方集中堆放或泥封，经过生物发酵，杀灭病原体后再用作肥料。以防止劳作时吸入混有布鲁氏菌的尘土。

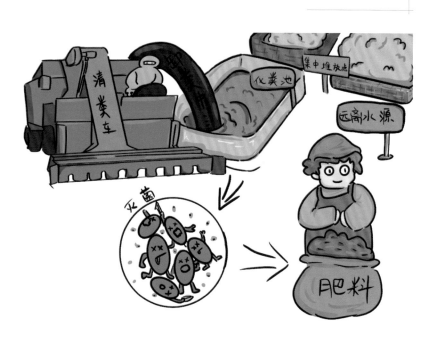

6. 兽医配种员

遵守养殖场出入的隔离消毒规定，防止通过人员活动造成布鲁氏菌病传播。

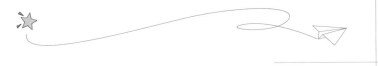

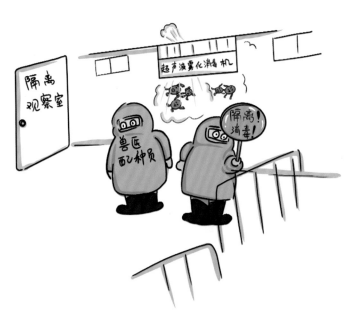

出入养殖场必须更换防护服和手套，并做好胶靴消毒。进场前，先穿工作服，戴手套、口罩、防护镜等，做好人员防护；疫苗接种、采样、配种结束后，应及时更换衣服，并清洗消毒。做好各种器械用具的消毒，避免在使用过程中出现交叉污染。

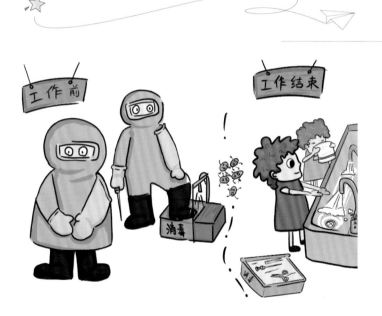

免疫接种后，对废弃物包括未用完的疫苗空瓶等进行烧毁或深埋，注射器械及时进行煮沸消毒，对饮水免疫的水槽进行浸泡消毒。

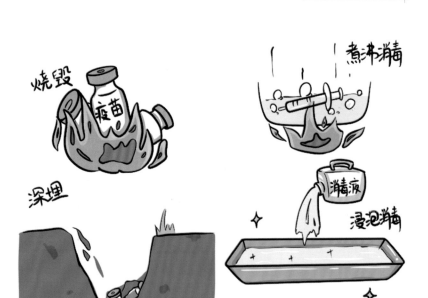

禁止带伤上岗，如手等部位有伤口时应停止工作。

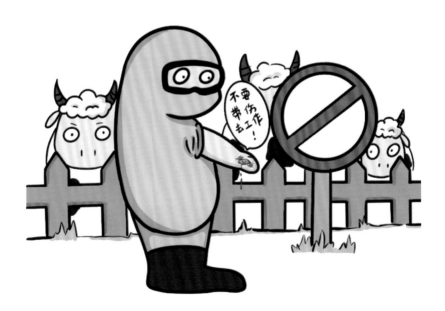

防疫员实施布病免疫期间可服用预防性药物，如服用利福平、阿奇霉素、多西环素等，用法和用量谨遵医嘱。

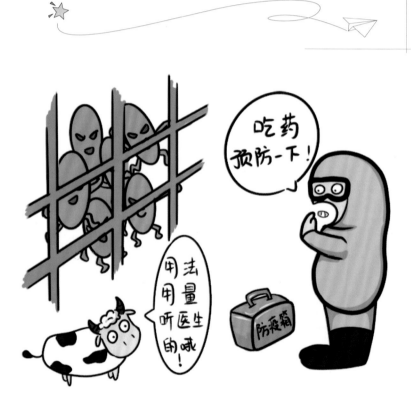

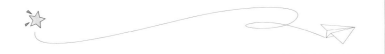

　　怀疑感染布病时要尽早到当地疾病预防控制机构或医院进行诊疗。

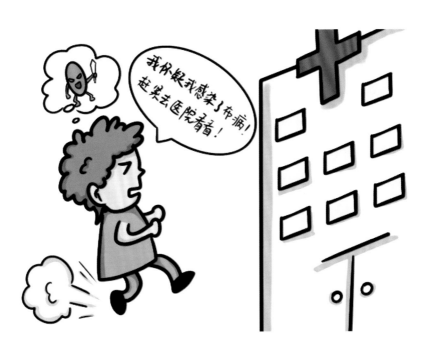

十二、监 管

1.屠宰牛羊须检疫

国家对牛、羊等动物实行定点屠宰、集中检疫制度。

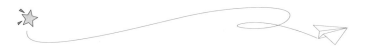

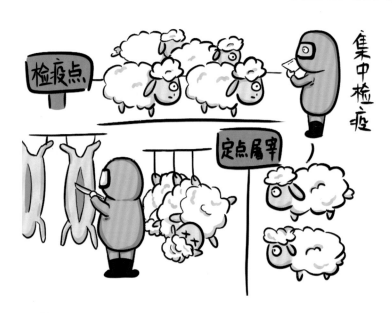

动物卫生监督机构对依法设立的定点屠宰场（厂、点）派驻或者派出动物检疫员，实施屠宰检疫。

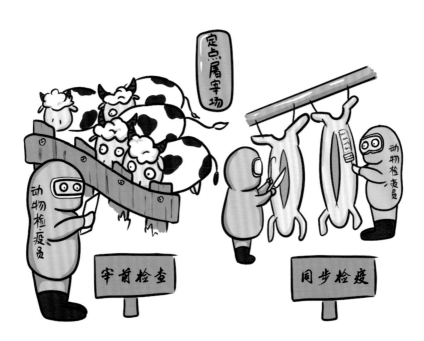

　　具有产地检疫合格证明的动物方可进入屠宰场。

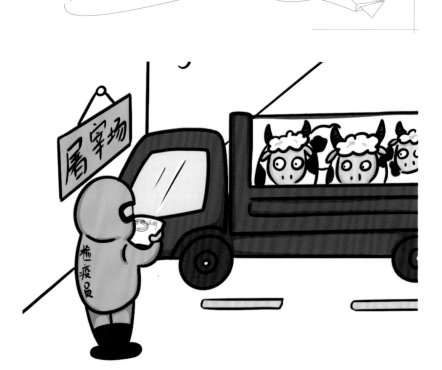

2.购买或出售牛羊须检疫

购买或出售牛羊时要查看检疫证明，或向动物检疫机构申报检疫，隔离饲养，对检出的病畜或阳性畜进行无害化处理。

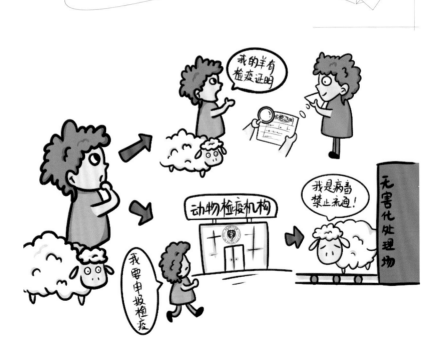

3. 不从污染区（场）进畜

严格限制牛羊从布病高风险区（场）向低风险区（场）流动，开展家畜布病免疫的县（市、区）的牛羊不得调入不实施布病免疫的县（市、区）。

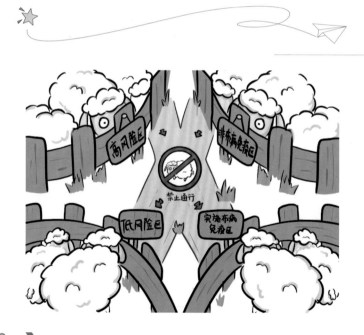

4. 禁止染疫动物流通

坚决禁止布病染疫动物及其产品流通、上市，严防疫情传播扩散。

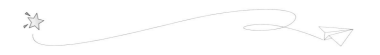

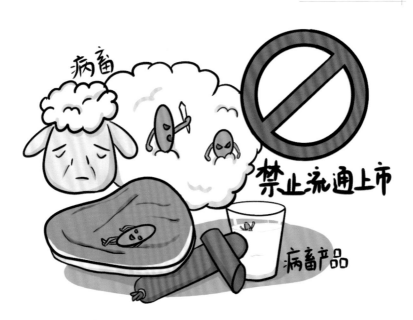

十三、人间布病预防措施

1. 牲畜圈养

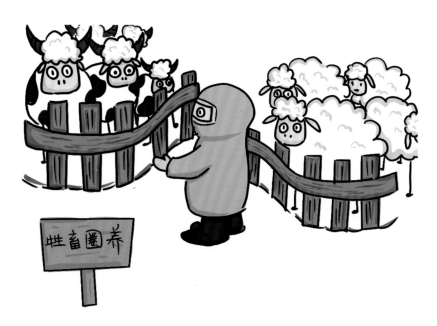

2. 单独草场放牧，不与其他畜群混牧

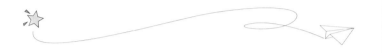

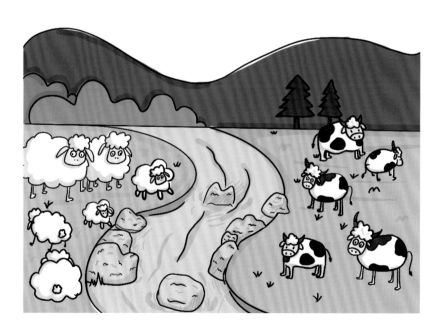

3. 合理利用轮牧周期，使高原紫外线对草场起到杀菌灭菌效果

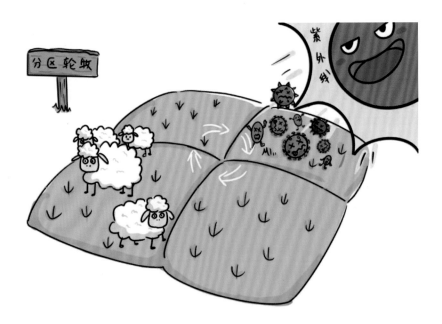

4. 坚持自繁自养

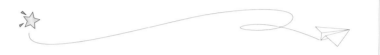

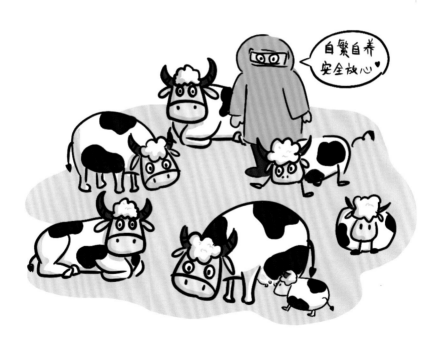

5. 放牧避开饮用水水源

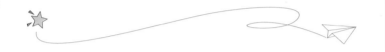

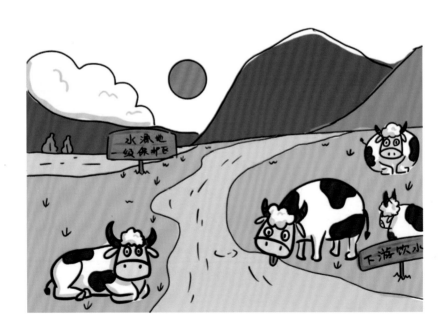

6. 禁止人畜共用盆碗等餐具

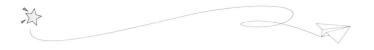

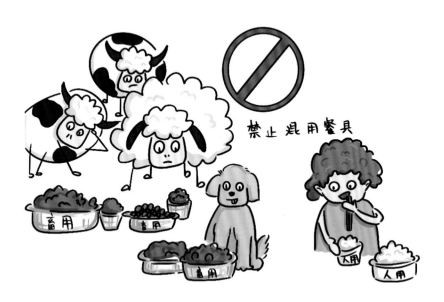

禁止混用餐具

7. 不与幼畜玩耍

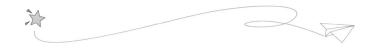

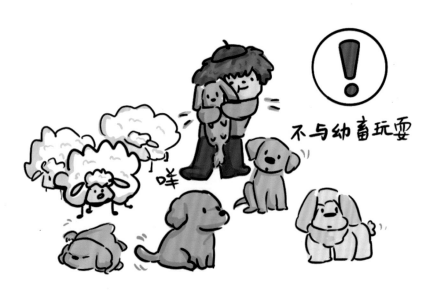

不与幼畜玩耍

8. 注意饮食卫生，不喝生水

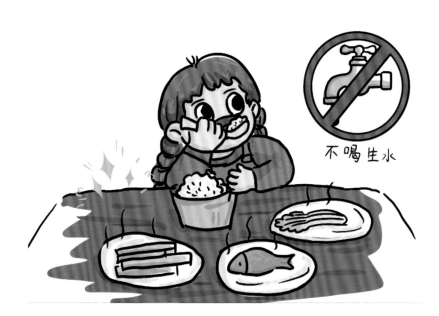

不喝生水

9. 不吃不清洁食物，餐前洗手

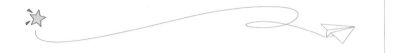

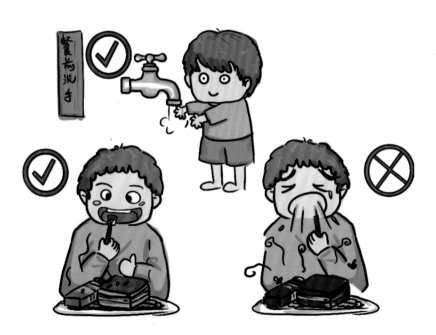

10. 肉、奶煮熟再吃

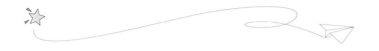

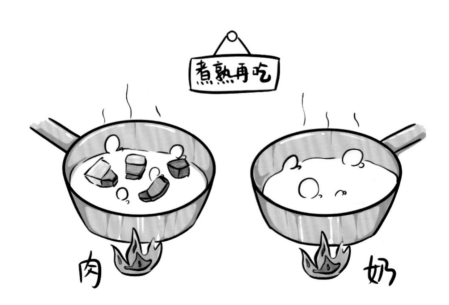

11. 生熟分开，餐厨具清洗干净

生熟餐厨具分开，不可混用；餐具、菜刀、案板清洗干净。

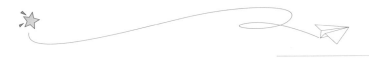

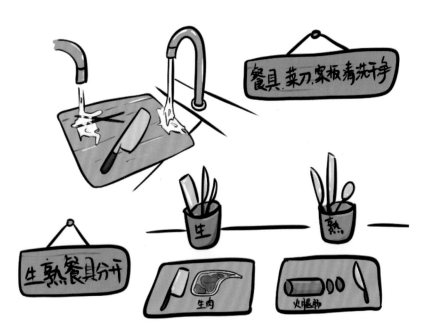

12. 摸生肉后，要在水龙头下洗手

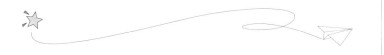

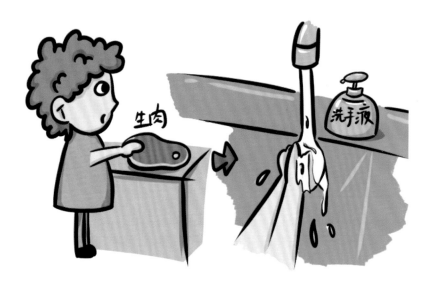

生肉

洗手液

13. 盛生肉、牛奶的碗、盆，要用开水烫煮

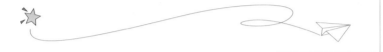

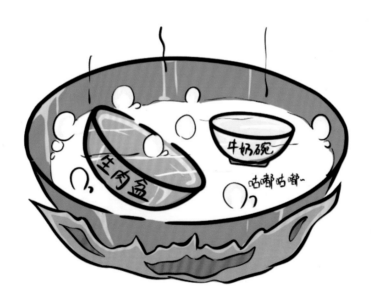

14. 挤完牛奶要洗手、消毒（牧区）

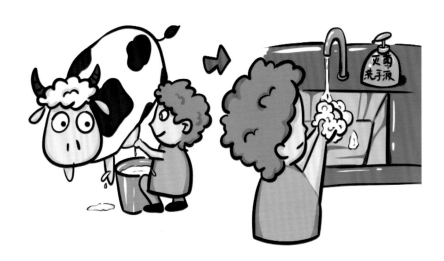

15. 不给犬、猫喂流产物

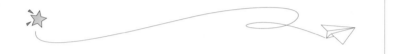

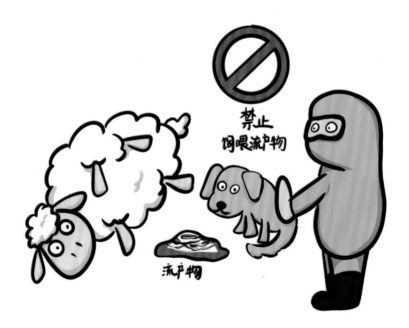

16. 布病患者禁止养畜

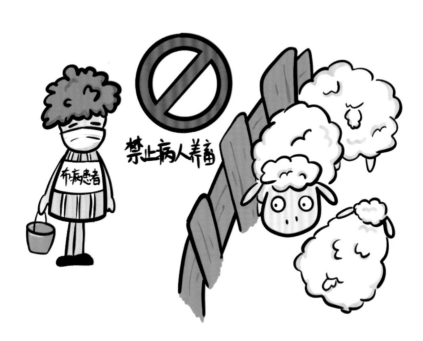

17. 人感染布病后及时治疗

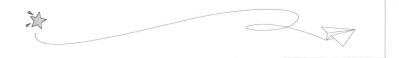

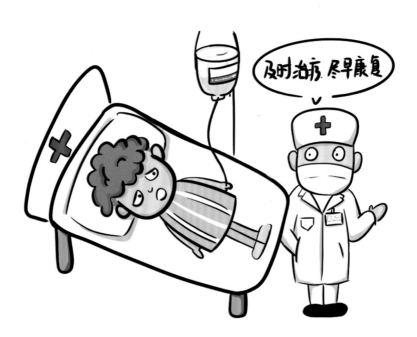